Samson Leta
Yitbarek Habtamu
Gezahegn Alemayehu

Mosca tsé-tsé na Etiópia: Ecologia e distribuição

Samson Leta
Yitbarek Habtamu
Gezahegn Alemayehu

Mosca tsé-tsé na Etiópia: Ecologia e distribuição

ScienciaScripts

Imprint

Cover image: www.ingimage.com

This book is a translation from the original published under ISBN 978-3-659-82839-3.

Publisher:
Sciencia Scripts
is a trademark of
Dodo Books Indian Ocean Ltd. and OmniScriptum S.R.L publishing group

120 High Road, East Finchley, London, N2 9ED, United Kingdom
Str. Armeneasca 28/1, office 1, Chisinau MD-2012, Republic of Moldova, Europe
Printed at: see last page
ISBN: 978-620-8-17827-7

Agradecimentos

Gostaríamos de agradecer às seguintes organizações: ILRI por fornecer os dados de presença de tsé-tsé gratuitamente, FEWS NET por fornecer dados NDVI gratuitamente, LP DAAC por fornecer LST gratuitamente, WorldClim por fornecer variáveis bioclimáticas gratuitamente, GLCF e GlobCover por fornecer DEM e cobertura do solo gratuitamente.

Capítulo 1 **Resumo**

A tripanossomose, que é transmitida pela mosca tsé-tsé, continua a representar um grande desafio para o desenvolvimento rural e agrícola no oeste e sudoeste da Etiópia. [2]As estimativas efectuadas há décadas indicam que uma área total de 220 000 km está infestada por diferentes espécies de moscas tsé-tsé, expondo o gado mantido nesta área a vários graus de risco de tripanossomíase. A propagação das moscas tsé-tsé é influenciada por condições ecológicas e climáticas. É importante compreender a influência destes factores ecológicos e climáticos na distribuição da mosca tsé-tsé e mapear a sua área de distribuição potencial para implementar estratégias de controlo eficazes em termos de custos e geograficamente direcionadas. O objetivo deste trabalho foi determinar as preferências ecológicas e climáticas e cartografar a área potencial dos principais vectores biológicos de tripanossomas na Etiópia, nomeadamente *Glossina morsitans submorsitans*, *Glossina pallidipes*, *Glossina tachinoides* e *Glossina fuscipes fuscipes*, utilizando conjuntos de dados ambientais de alta resolução e a técnica de modelização Maxent. O segundo objetivo é determinar a população animal em risco de contrair a doença. [2]O resultado mostra que mais de 140 000 km de terras não aráveis no oeste e sudoeste do país são potencialmente adequados para a tsé-tsé. Mais de doze milhões de cabeças de gado na Etiópia estão em risco de contrair a tripanossomíase transmitida pela mosca tsé-tsé. Os resultados mostraram ainda que o NDVI médio anual, o grupo de solos e a precipitação média anual são as principais variáveis ambientais limitadoras da propagação da mosca tsé-tsé. Os modelos resultantes foram validados utilizando um conjunto de dados independentes. O modelo de adequação de habitat desenvolvido tem um desempenho muito bom; os modelos desenvolvidos para as quatro espécies de tsé-tsé têm uma AUC de teste superior a 0,90, indicando um ajuste muito bom do modelo aos dados. O mapa de distribuição da mosca tsé-tsé aqui desenvolvido é adequado como guia para a implementação de medidas de controlo da mosca tsé-tsé e da tripanossomíase ao nível do campo.

Capítulo 2 **Introdução**

Informações gerais

A mosca tsé-tsé (género *Glossina*) é uma grande mosca mordedora que ocorre em grande parte da África subsariana (Wint e Rogers, 2000). [2]A mosca infestou cerca de 8-10 milhões de km de terra em 37 países da África Subsariana, incluindo a Etiópia, uma área equivalente a cerca de um terço da massa terrestre total de África (Cecchi e Mattioli, 2009; Shaw, 2004). A mosca tem um impacto significativo na saúde humana e no desenvolvimento rural. As moscas tsé-tsé são vectores biológicos de tripanossomas; transmitem a tripanossomose humana, também conhecida como doença do sono, e a tripanossomose animal africana, também conhecida como nagana. De acordo com uma estimativa de Kristjanson *et al.* (1999), a doença custa aos criadores de gado e aos consumidores cerca de 1,34 mil milhões de dólares por ano, sem contar com os benefícios indirectos para o gado, como o estrume e a força de tração. A doença do sono também ameaça milhões de pessoas em 36 países da África subsariana. De acordo com estimativas recentes de Simarro *et al.* (2012), 70 milhões de pessoas estão constantemente em risco de infeção em áreas onde há transmissão ativa. No entanto, relatórios recentes indicam um declínio significativo no número de novos casos. Em 1998, foram notificados quase 40.000 casos e, na sequência de esforços de controlo sustentados, o número de casos notificados caiu para menos de 8.000 em 2012 (OMS, 2013).

A Etiópia tem uma longa história de infestação por moscas tsé-tsé. As zonas potencialmente produtivas no oeste e sudoeste do país estão infestadas por moscas tsé-tsé, principalmente *Glossina morsitans submorsitans*, *Glossina pallidipes*, *Glossina tachinoides* e *Glossina fuscipes fuscipes* (Abebe e Wolde, 2010; Denu et al, 2012; Desta *et al*, 2013; Leta e Frehiwot, 2010; Mekuria e Gadissa, 2011; Tadesse e Tsegaye, 2010; Tafese *et al*, 2012). [2]Na Etiópia, uma área total de 98.000

km foi infestada por cinco espécies de tsé-tsé

moscas tsé-tsé até 1976 (Langride, 1976). Nas décadas de 1980 e 1990, as moscas tsé-tsé espalharam-se gradualmente para fora da sua faixa conhecida e invadiram as áreas agrícolas produtivas no oeste e sudoeste do país. [2]Como resultado, uma área estimada de 180.000 a 220.000 km foi infestada por diferentes espécies de moscas tsé-tsé na década de 1990, expondo o gado abaixo do contorno de 2.000 metros a vários graus de risco de tripanossomose (NTTICC, 1996). A tripanossomíase é um grande obstáculo à saúde e à produtividade do gado e, por conseguinte, à produção agrícola na Etiópia em geral. As perdas anuais da Etiópia devido à tripanossomíase são estimadas em cerca de 200 milhões de dólares, medidas em termos de mortalidade e de perdas de doenças na produção animal (excluindo a utilização de terras férteis para a produção vegetal e animal) e do custo do controlo da doença (IAEA, 1996).

Nas últimas décadas, estudos mostraram que a distribuição da mosca tsé-tsé depende das condições ecológicas e climáticas e da disponibilidade de hospedeiros adequados (Ford e Katondo, 1997; Leak, 1999; Robinson, 1998; Rogers *et al*, 1996; Rogers e Williams, 1993; Wint e Rogers, 2000). A mosca tsé-tsé requer um habitat que é fortemente influenciado por caraterísticas ecológicas e climáticas, especialmente temperatura, precipitação, tipo de solo e vegetação e outras variáveis climáticas (Hargrove, 2004; Kleynhans e Terblanche, 2011; Moore e Messina, 2010; Rogers e Robinson, 2004). A tsé-tsé vive em habitats que proporcionam sombra para as pupas em desenvolvimento e locais de repouso e reprodução para os adultos (Rogers e Robinson, 2004). O seu desenvolvimento, tal como o de muitos invertebrados, é limitado pela temperatura e humidade. [oo]Temperaturas extremas, especialmente acima de 36 C e abaixo de 10 C, levam à morte das moscas adultas por inanição e perda de água através da respiração. A baixa humidade ou o baixo teor de humidade (diretamente relacionado com a precipitação) também está implicado na mortalidade das moscas (Hargrove, 2004; Leak, 1999; Moore e Messina, 2010).

As iniciativas actuais de luta contra a tripanossomíase baseiam-se no controlo da mosca tsé-tsé (controlo integrado de pragas em toda a área). A propagação da mosca tsé-tsé é certamente influenciada por

vários factores climáticos e ambientais. A compreensão da influência destes factores climáticos e ambientais na distribuição da mosca tsé-tsé e o mapeamento da sua área de distribuição potencial são de importância fundamental para a implementação bem sucedida deste tipo de iniciativa de controlo de vectores. Fontes abrangentes e internacionalmente reconhecidas para a distribuição das diferentes espécies de moscas tsé-tsé em África são o sistema de informação PAAT (PAATIS) e o mapa de distribuição projectada de moscas tsé-tsé desenvolvido por Wint e Rogers (2000). No entanto, estes mapas de distribuição da mosca tsé-tsé só são adequados para apoiar a tomada de decisões estratégicas sobre a mosca tsé-tsé e a tripanossomíase à escala regional e continental, devido à resolução do conjunto de dados utilizado, aos dados de treino utilizados, às limitações inerentes aos métodos de modelização e à falta de validação sistemática no terreno (Cecchi e Mattioli, 2009). Neste estudo, utilizámos conjuntos de dados ambientais de alta resolução e avanços recentes nos métodos de modelação da distribuição de espécies para melhorar a precisão das previsões. Utilizámos a técnica de modelação Maxent, que é conhecida por modelar distribuições de espécies com elevada precisão (Elith *et al.*, 2006). O Maxent é uma das técnicas de modelação da distribuição de espécies mais utilizadas. Esta técnica de modelação tem sido reportada como tendo melhor desempenho preditivo do que a regressão logística, GARP, modelos aditivos generalizados e BIOCLIM (Elith *et al.*, 2006; Phillips et al., 2006; Sumarga, 2011).

O objetivo do presente estudo foi, por conseguinte, estimar e cartografar a distribuição potencial das principais moscas tsé-tsé na Etiópia, utilizando uma técnica de modelização Maxent e a deteção remota de alta resolução e outros conjuntos de dados ambientais. O segundo objetivo, paralelo, era determinar a população animal em risco de contrair a tripanossomíase transmitida pela mosca tsé-tsé.

Ecologia das moscas tsé-tsé (*Glossina spp*)

As condições em que vive uma determinada espécie constituem o seu ambiente. Estas incluem as condições de clima, vegetação, solo, etc. Todas estas condições podem ser designadas por condições ambientais ou factores ambientais. O local onde vive uma determinada espécie é

O termo "habitat" refere-se ao habitat e o termo "ecologia" analisa as exigências ambientais das espécies (FAO, 1996).

A importância de vários factores ambientais para a distribuição da mosca tsé-tsé foi reconhecida pelos primeiros investigadores, começando com as descobertas de Sir David Bruce em Zululand (Bruce, 1895). Desde então, foi publicada por vários autores uma grande quantidade de informação sobre a ecologia da mosca tsé-tsé. A vegetação e outros parâmetros ambientais, tais como dados meteorológicos e altitudinais, têm sido frequentemente utilizados para estimar os limites geográficos de muitas espécies de tsé-tsé. Mais recentemente, as técnicas de teledeteção e de sistemas de informação geográfica (SIG) revelaram-se promissoras e poderosas para delinear a distribuição da mosca tsé-tsé às escalas continental e regional. Existe também um volume crescente de literatura sobre a utilização de imagens de satélite para cartografar os habitats de tsé-tsé com uma resolução espacial mais elevada.

Requisitos climáticos

A luz do sol, a precipitação e a humidade, a temperatura, a pressão atmosférica e o vento constituem o clima de uma determinada área. A temperatura e a humidade são os factores mais importantes para a mosca tsé-tsé. A dinâmica das populações de tsé-tsé é influenciada pelas flutuações da temperatura e da humidade relativa no campo (Hargrove, 2004; Rogers e Robinson, 2004). As Glossina spp. desenvolvem-se bem a 25-26 °C, e a maioria das colónias de laboratório são mantidas a esta temperatura. Se a temperatura for muito superior ou inferior, a mosca pode sofrer danos. °°Temperaturas extremas, especialmente acima de 36 C e abaixo de 10 C, levam à morte de moscas adultas por inanição e perda de água através da respiração (FAO, 1996; Moore e Messina, 2010). A precipitação provavelmente não afecta a mosca tsé-tsé diretamente, mas indiretamente ao influenciar a humidade. A baixa humidade também está envolvida na mortalidade das moscas, embora o mecanismo exato não seja claro (Moore e Messina, 2010).

Vegetação

O habitat da mosca tsé-tsé está frequentemente associado a uma cobertura arbórea dispersa, que proporciona refúgios sazonais para as moscas tsé-tsé e acesso a espécies hospedeiras migratórias. O dossel da savana (para onde as moscas se retiram durante o calor do dia) depende do tipo de espécies de árvores. Há muito que certas espécies de árvores são associadas a áreas infestadas de moscas tsé-tsé (Ford, 1971), e trabalhos mais recentes mostraram que certas estruturas e geometrias da vegetação são favorecidas pelas moscas tsé-tsé; as áreas de savana florestadas são particularmente preferidas (Cecchi *et al.*, 2008; Leak, 1999). Esses habitats podem ser identificados, em parte, pelo Índice de Vegetação por Diferença Normalizada (NDVI) registado à distância.

Piso

O tipo de solo não está diretamente relacionado com a mosca tsé-tsé, mas o teor de humidade do solo está relacionado com o tipo de solo. As larvas da mosca podem morrer se o solo secar. Outros factores importantes que afectam a incidência da mosca tsé-tsé são a presença ou ausência de espécies hospedeiras (principalmente gado e/ou animais selvagens). As moscas tsé-tsé põem os seus ovos no solo; por isso, a humidade do solo é importante para a sobrevivência das pupas da mosca tsé-tsé (FAO, 1996).

Capítulo 3 **Metodologia da investigação**

Área de estudo

O estudo foi realizado na Etiópia, um país no Corno de África localizado entre 3 00' - 15 00' de latitude norte e 32 30' - 48 00' de longitude leste (Figura 1). [2]Abrange uma área terrestre de 1,04 milhões de quilómetros (CIA 2014). Depois da Nigéria, a Etiópia é o país mais populoso de África, com uma população de 94,10 milhões de habitantes (FAOSTAT) (FAO, 2014). A Etiópia é adequada para a produção agrícola e alberga cerca de 54, 25,5 e 24 milhões de bovinos, ovinos e caprinos, respetivamente (Leta e Mesele, 2014).

O clima na Etiópia é tipicamente tropical nas regiões de planície do sudeste e nordeste, sendo significativamente mais frio nas grandes regiões montanhosas centrais do país. A temperatura média anual nestas regiões de alta montanha é de 15-20°C, enquanto que nas terras baixas é de 25-30°C. A precipitação sazonal na Etiópia é determinada principalmente pela migração da Zona de Convergência Intertropical (ITCZ). Na maior parte da Etiópia, a principal estação chuvosa decorre de meados de junho a meados de setembro. Em partes do norte e do centro da Etiópia, há também uma segunda estação chuvosa com precipitação esporádica e significativamente menor de fevereiro a maio. Em contrapartida, nas regiões meridionais da Etiópia, há duas estações pluviosas distintas: A principal estação chuvosa vai de março a maio, seguida de um período menos chuvoso de outubro a dezembro. A parte mais a leste do país recebe muito pouca precipitação anual (McSweeney *et al.*, 2010).

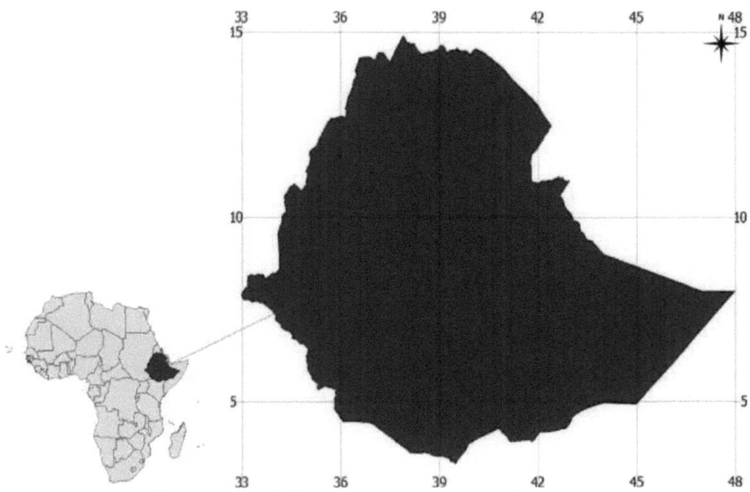

Figura 1: Localização da Etiópia no continente africano

Dados epidemiológicos

Dados sobre a distribuição da tsé-tsé

O estudo baseia-se em registos da ocorrência de moscas tsé-tsé na Etiópia, compilados pelo Instituto Internacional de Investigação Pecuária (ILRI) (www.ilri.org/GIS) e pelo Programa contra a Tripanossomíase Africana (PAAT) (http://www.fao.org/ag/againfo/programmes/en/paat/home.html) e o Centro Nacional de Investigação e Controlo da Tsé-tsé e da Tripanossomíase (NTTIC). Os registos compilados pelo ILRI sobre a ocorrência de moscas tsé-tsé na Etiópia referem-se ao nível do género. Os dados são fornecidos em formato vetorial (valor binário): As áreas onde ocorrem moscas tsé-tsé têm um valor de 1, as áreas onde não ocorrem moscas tsé-tsé têm um valor de 0. Estes dados foram dispostos em grelha para efeitos de amostragem e sobreposição de pontos.

O PAAT também forneceu a distribuição projectada das principais espécies de tsé-tsé na Etiópia ao nível da espécie. As distribuições projectadas pelo PAAT das espécies de tsé-tsé baseiam-se em

a regressão logística de dados de ocorrência de moscas contra um conjunto de variáveis preditoras de sensoriamento remoto. Neste estudo, sobrepusemos a informação de distribuição de tsé-tsé fornecida pelo ILRI e a distribuição ao nível da espécie prevista pelo PAAT, e para cada espécie de tsé-tsé considerada, apenas as áreas reportadas como ocorrências tanto pelo ILRI como pelo PAAT foram consideradas positivas. Além disso, as ocorrências de tsé-tsé relatadas no relatório anual de monitorização do NTTIC também foram incluídas nos dados.

As outras fontes de dados são as publicações científicas. Foram utilizadas bibliotecas, arquivos e índices da Internet para recolher publicações científicas adequadas. Foi aplicado um critério de inclusão temporal; apenas foram considerados os artigos publicados a partir de janeiro de 2005. O local de estudo (nome e coordenadas geográficas) de cada artigo foi identificado e registado; se não estivesse presente nos artigos, as coordenadas geográficas de um local de estudo específico foram pesquisadas numa variedade de fontes, incluindo muitos dicionários geográficos disponíveis publicamente e/ou o Google Earth. Cada sítio é identificado por um único conjunto de coordenadas e é, por conseguinte, representado como um ponto no SIG. Se o local de estudo for extenso, foram escolhidas as coordenadas geográficas mais próximas da savana florestal e/ou da cintura conhecida do rio tsé-tsé.

Dados ambientais

Índice de Vegetação por Diferença Normalizada (NDVI)

Os dados NDVI foram obtidos no portal de dados da Rede de Sistemas de Alerta Rápido contra a Fome (FEWS NET) do Serviço Geológico dos Estados Unidos (USGS) (http://earlywarning.usgs.gov/afghan/index.php). O NDVI é definido como a diferença entre as bandas do visível (*vermelho*) e do infravermelho próximo (*nir*) da informação de satélite sobre a sua soma. O NDVI é uma medida específica do teor de clorofila e da absorção de luz. No entanto, a sua utilização foi alargada para quantificar a biomassa da vegetação herbácea, a produtividade primária da vegetação, o coberto vegetal e a fenologia (Jackson e Huete, 1991; Rinaldi et al., 2006). Os valores de NDVI variam entre -1 e 1. Os valores negativos indicam nuvens e água. Valores positivos próximos de zero indicam solo nu, valores positivos entre 0,1 e 0,5 indicam vegetação esparsa e valores acima de 0,6 indicam vegetação verde densa. O conjunto de dados FEWS NET NDVI tem uma resolução espacial de 250 metros.

Temperatura da superfície terrestre (LST)

O valor LST para 2013 foi descarregado do sítio Web do LP DAAC (https://lpdaac.usgs.gov/data_access/data_pool). Os valores medidos utilizados neste estudo: temperatura diurna da superfície terrestre (dLST) e temperatura nocturna da superfície terrestre (nLST) foram extraídos do MOD11A2. [2]O produto MOD11A2 contém valores médios de LST de 8 dias com uma resolução de ~1 km

.

Precipitação

Este conjunto de dados tem origem na base de dados WorldClim (http://www.worldclim.org/current) (Hijmans et al., 2005). [2]As camadas de dados da WorldClim foram geradas pela interpolação de dados climáticos médios mensais de estações meteorológicas numa grelha de 30 segundos de arco (~1 km). Os dados de entrada foram recolhidos de um grande número de estações meteorológicas e limitados, tanto quanto possível, ao período 1950-2000. Embora o conjunto de dados do Worldclim pareça estar desatualizado, acreditamos que este conjunto de dados descreve suficientemente bem o clima atual da Etiópia. As camadas de dados do WorldClim são frequentemente utilizadas para a modelação da distribuição de espécies (De Clercq *et al.*, 2013; Estrada-Peña *et al.*, 2006; Leta *et al.*, 2013).

Dados do piso

Os dados sobre o solo provêm da Base de Dados Mundial Harmonizada sobre o Solo (HWSD) (http://www.iiasa.ac.at/Research/LUC/External-World-soil-database/HTML/HWSD_Data.html?sb=4). A HWSD é uma base de dados raster de 30 segundos de arco com mais de 16.000 unidades de mapeamento de solos diferentes, que contém dados de solos regionais e globais existentes.

actualizações nacionais de informações sobre o solo a nível mundial (FAO *et al.*, 2012). A camada de dados sobre o solo foi adaptada às fronteiras da Etiópia e analisada para determinar que tipos de solo estão mais fortemente associados à distribuição da tsé-tsé.

Dados de altitude

Foi obtido um modelo digital de elevação (DEM) para a área de estudo a partir da Shuttle Radar Topography Mission (SRTM), Global Land Cover Facility (GLCF) (http://glcfapp.umiacs.umd.edu:8080/esdi/index.jsp). O conjunto de dados tem uma resolução espacial de três segundos de arco (~ 90 x 90 m).

Dados sobre a cobertura do solo

Os dados de ocupação do solo foram descarregados do portal de dados GlobCover (http://due.esrin.esa.int/globcover/). O produto de cobertura do solo GlobCover 2009 é o mais recente dado de cobertura do solo global de 300 m recolhido pelo sensor Medium Resolution Imaging Spectrometer (MERIS) a bordo da missão do satélite Envisat. A série temporal abrange o período de janeiro a dezembro de 2009 e inclui 22 classes de ocupação do solo definidas pelo Sistema de Classificação da Ocupação do Solo (LCCS) das Nações Unidas (ONU).

Quadro 1 GlobCover 2009 Cobertura do solo Legenda

Code	Description
11	Post-flooding or irrigated croplands (or aquatic)
14	Rainfed croplands
20	Mosaic cropland (50-70%) / vegetation (grassland/shrubland/forest) (20-50%)
30	Mosaic vegetation (grassland/shrubland/forest) (50-70%) / cropland (20-50%)
40	Closed to open (>15%) broadleaved evergreen or semi-deciduous forest (>5m)
50	Closed (>40%) broadleaved deciduous forest (>5m)
60	Open (15-40%) broadleaved deciduous forest/woodland (>5m)
70	Closed (>40%) needleleaved evergreen forest (>5m)
90	Open (15-40%) needleleaved deciduous or evergreen forest (>5m)
100	Closed to open (>15%) mixed broadleaved and needleleaved forest (>5m)
110	Mosaic forest or shrubland (50-70%) / grassland (20-50%)
120	Mosaic grassland (50-70%) / forest or shrubland (20-50%)
130	Closed to open (>15%) (broadleaved or needleleaved, evergreen or deciduous) shrubland (<5m)
140	Closed to open (>15%) herbaceous vegetation (grassland, savannas or lichens/mosses)
150	Sparse (<15%) vegetation
160	Closed to open (>15%) broadleaved forest regularly flooded (semi-permanently or temporarily) - Fresh or brackish water
170	Closed (>40%) broadleaved forest or shrubland permanently flooded - Saline or brackish water
180	Closed to open (>15%) grassland or woody vegetation on regularly flooded or waterlogged soil - Fresh, brackish or saline water
190	Artificial surfaces and associated areas (Urban areas >50%)
200	Bare areas
210	Water bodies
220	Permanent snow and ice
230	No data (burnt areas, clouds,…)

Dados sobre o efetivo pecuário

Leta e Mesele (2014) desenvolveram a população de bovinos, ovinos e caprinos da Etiópia a partir do inquérito por amostragem agrícola. Os dados foram gerados no formato de grelha do Environmental Systems Research Institute (ESRI) com uma resolução espacial de 30 segundos de arco. Este conjunto de dados foi utilizado para estimar a população total de bovinos, ovinos e caprinos em risco de contrair a tripanossomíase transmitida pela tsé-tsé.

Sistema de Informação Geográfica (SIG)

O Quantum GIS 2.0.1-Dufour (Quantum GIS Development Team, 2013) foi utilizado para processar os dados espaciais, projetar as informações num sistema de coordenadas projectadas, reamostrar todas as camadas da grelha para uma resolução espacial de 250 m, estimar o gado em risco e gerar os mapas. A resolução espacial do NDVI e do DEM foi maior ou igual a 250 metros e a cobertura do solo tem uma resolução espacial de 300 metros. No entanto, a resolução espacial do LST, do solo e da precipitação foi de 30 segundos de arco (~1 km). Os dados relativos à ocupação do solo, à LST, ao solo e à precipitação foram levados para a resolução espacial mais fina de 250 m utilizando o método do vizinho mais próximo. Os dados foram projectados no sistema de coordenadas projectadas Universal Transverse Mercator 37N/WGS84.

Abordagem de modelação

Atualmente, existem muitos métodos estatísticos disponíveis para analisar a correlação entre a ocorrência de uma espécie e um número de variáveis preditoras. O mapa de distribuição da tsé-tsé foi desenvolvido utilizando a abordagem de máxima entropia (Maxent) (Phillips e Dudik, 2008). Maxent estima a distribuição de espécies determinando a distribuição de probabilidade de máxima entropia. Esta é uma técnica de modelação apenas de presença que utiliza amostras de fundo do ambiente em vez de locais de ausência para estimar as relações ambientais (Phillips *et al.*, 2006; Phillips e Dudik, 2008).

O Maxent foi executado com os parâmetros predefinidos e com a opção "Auto feature" activada. Com o tipo de caraterística "Auto", o conjunto de caraterísticas utilizado pode depender do número de registos de presença para a espécie que está a ser modelada, utilizando regras gerais derivadas empiricamente. A exatidão do modelo foi avaliada utilizando um conjunto de dados independente. O modelo produz um mapa com valores de célula entre 0 e 1, indicando a proximidade do clima em cada célula em relação às condições óptimas para a espécie em questão: quanto maior o valor, maior a adequação. Como regra geral, os locais com uma adequação superior a 0,5

enquanto os locais com uma aptidão inferior a 0,5 indicam ausência. Antes de ajustar o modelo, foi verificada a colinearidade das variáveis preditoras.

Validação do modelo

Para testar a exatidão da previsão, foi realizado um levantamento da mosca tsé-tsé nas áreas previstas pelo modelo. Foram inspeccionados quarenta e cinco locais em três regiões, nomeadamente Oromia, Beneshangul Gumuz e Amhara (Figura 2). O objetivo da validação era confirmar a adequação e não a ausência, uma vez que a ausência de uma determinada espécie numa determinada área pode ser influenciada por uma variedade de factores. Além disso, a ausência de uma determinada espécie numa determinada área não pode ser considerada como prova de que a área não é adequada. A ausência observada de uma espécie (ou melhor, a não deteção de uma espécie) não significa que a espécie não ocorra efetivamente num local de amostragem. Uma espécie pode estar presente numa zona mas não ser detectada devido ao acaso (MacKenzie, 2005).

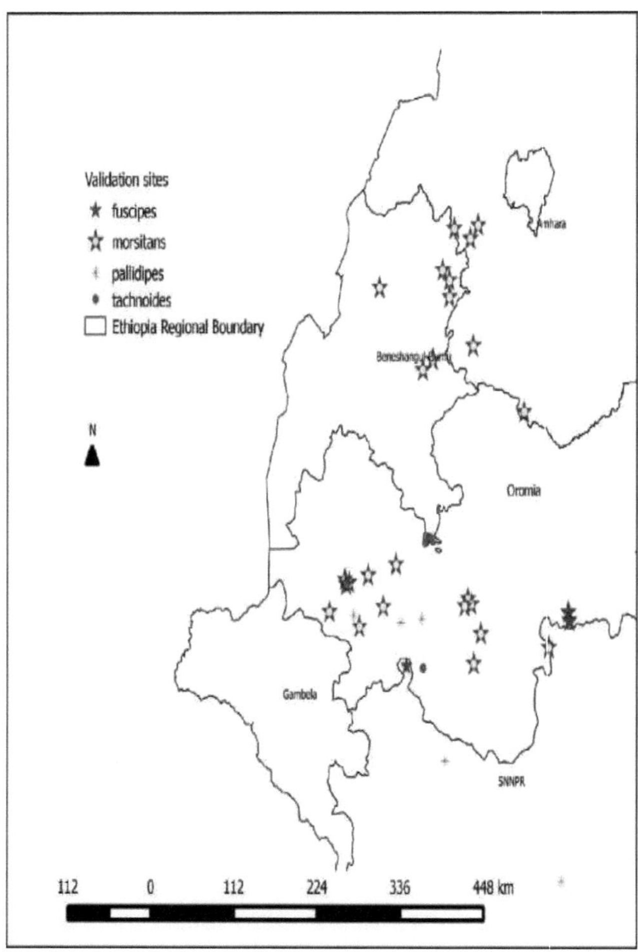

Figura 2: Locais para validação do modelo. Os locais são ocorrências de tsé-tsé utilizadas para a validação do modelo. Os diferentes tipos de tsé-tsé estão assinalados com símbolos diferentes.

Capítulo 4 **Resultado**

Algoritmo de modelação

Neste estudo, foi utilizada a técnica de modelação Maxent para determinar a adequação do habitat de quatro espécies de mosca tsé-tsé na Etiópia, nomeadamente *G. m. submorsitans*, *G. pallidipes*, *G. tachinoides* e *G. f. fuscipes*. O modelo de adequação do habitat desenvolvido tem um desempenho muito bom; todos os modelos desenvolvidos têm um valor AUC superior a 0,94. Neste estudo, utilizámos um conjunto de dados independentes para a validação do modelo. Foi utilizado um total de 45 ocorrências de tsé-tsé (27 locais para *G. m. submorsitans*, 9 locais para *G. pallidipes*, 6 locais para *G. tachinoides* e 3 locais para *G. f. fuscipes*) para testar a exatidão dos modelos. Os sítios utilizados para a validação são apresentados na figura 2. Os modelos desenvolvidos têm um valor de AUC de teste de 0,94 para *G. m. submorsitans*, 0,90 para *G. pallidipes*, 0,96 para *G. tachnoides* e 0,90 para *G. f. fuscipes*, indicando um ajuste muito bom dos modelos aos dados.

O mapa de adequação do habitat

O modelo desenvolvido mostra uma elevada adequação do habitat nas partes ocidental e sudoeste do país para todas as espécies. As zonas de adequação positiva do habitat localizam-se principalmente nos vales férteis mais quentes e húmidos do oeste e sudoeste da Etiópia. Em geral, as zonas favoráveis em termos de adequação do habitat situam-se principalmente em zonas com elevada precipitação, temperaturas moderadas e vegetação sempre verde. A zona adequada estende-se desde os distritos de Alefa e Anchefer (Estado Rigional de Amhara), a norte, até aos distritos de Kuraz e Hamer, a sul.

O mapa de adequação de habitat produzido para *G. m. submorsitans* é apresentado na Fig. 3-5. [2] Verificou-se que *a G. m. submorsitans* tem uma adequação de habitat mais ampla, estimando-se que uma área de 121 500 km no oeste e sudoeste do país é adequada para a sobrevivência e desenvolvimento desta espécie de tsé-tsé. Foram encontradas áreas particularmente adequadas para a *G. m. submorsitans* em Oromia ocidental, Gambella, Benshangul Gumuz e na parte sul do país e a Região dos Povos (SNNPR). O sul do estado regional de Amhara, que faz fronteira com as regiões de Oromia e Benshangul Gumuz, também é adequado para *G. m. submorsitans.*

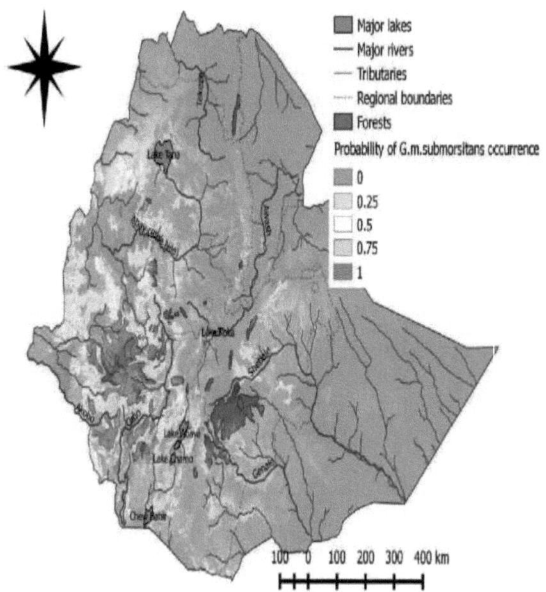

Figura 3: Mapa de adequação do habitat para *G. m. submorsitans*. As áreas a vermelho escuro indicam áreas muito adequadas. As áreas vermelhas claras indicam áreas que são adequadas. As áreas de cor clara indicam áreas com baixa adequação. As áreas azuis indicam áreas inadequadas.

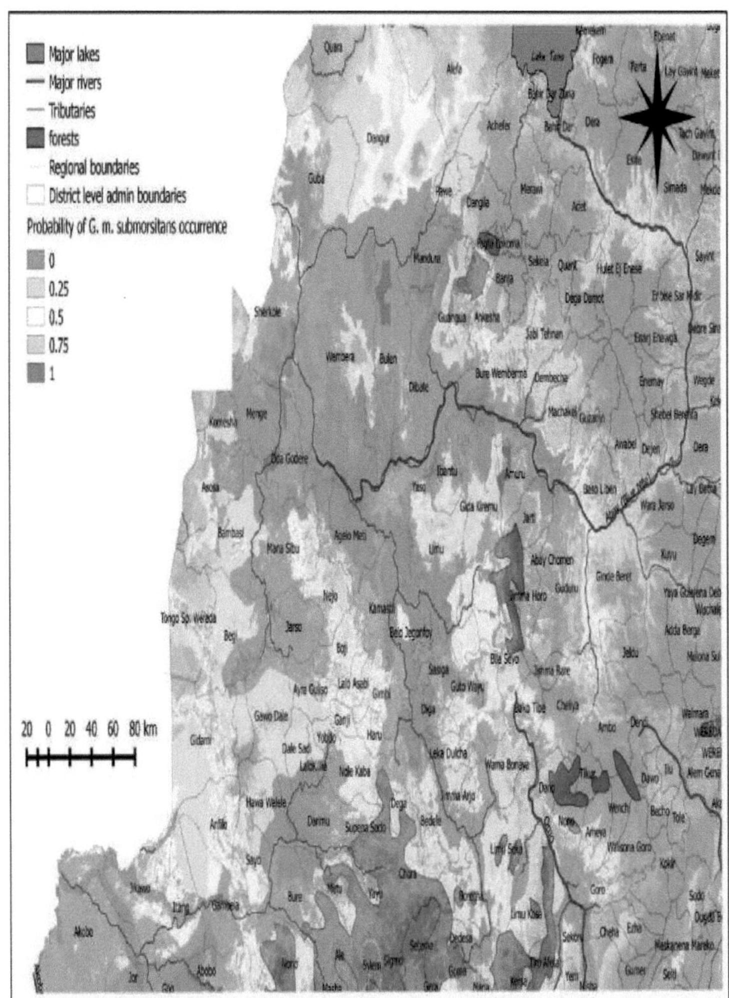

Figura 4: Mapa da adequação do habitat de *G. m. submorsitans* a nível distrital, no noroeste da Etiópia. As áreas a vermelho escuro indicam áreas altamente adequadas. As áreas vermelhas claras indicam áreas que são adequadas. As áreas de cor clara indicam áreas com baixa adequação. As zonas azuis indicam zonas inadequadas.

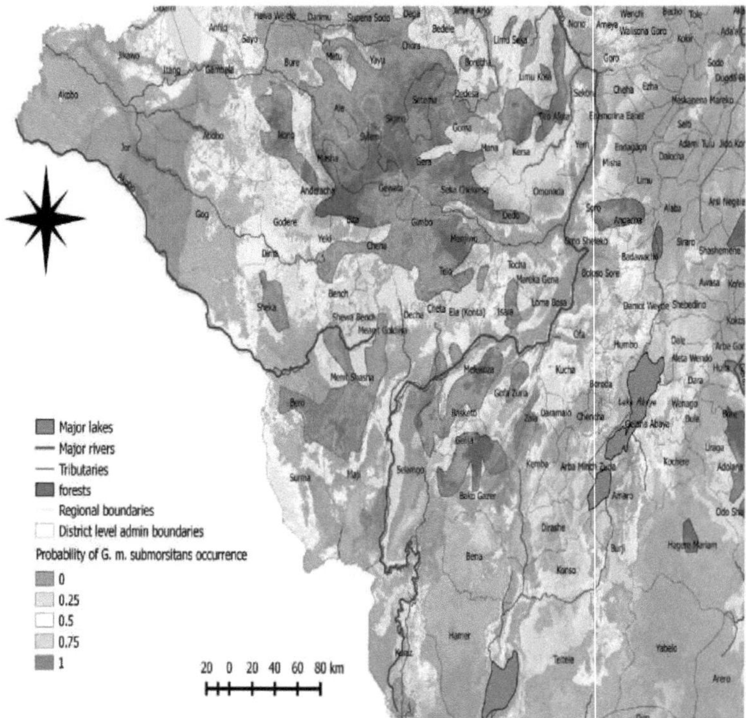

Figura 5: Mapa da adequação do habitat de *G. m. submorsitans* a nível distrital, no sudoeste da Etiópia. As áreas a vermelho escuro indicam áreas altamente adequadas. As áreas vermelhas claras indicam áreas que são adequadas. As áreas de cor clara indicam áreas com baixa adequação. As zonas azuis indicam zonas inadequadas.

G. pallidipes é a segunda espécie mais disseminada com uma área de 59.687 km , seguida de G. f. fuscipes e *G. tachinoides*, que têm uma área potencialmente adequada de 52.692 km e 44.417 km , respetivamente (Fig. 6-8). *G. pallidipes* tem áreas muito adequadas em Gambella e SNNPR. Existem também zonas adequadas isoladas para esta espécie na região de Benshangul Gumuz.

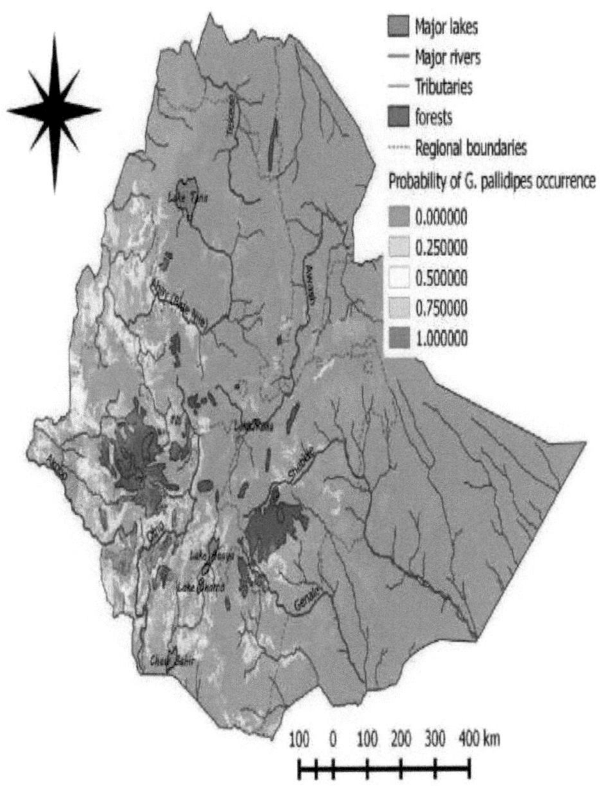

Figura 6: Mapa de adequação do habitat para *G. pallidipes*. As áreas a vermelho escuro indicam áreas muito adequadas. As áreas a vermelho claro indicam áreas que são adequadas. As áreas de cor clara indicam áreas com baixa adequação. As zonas azuis indicam zonas inadequadas.

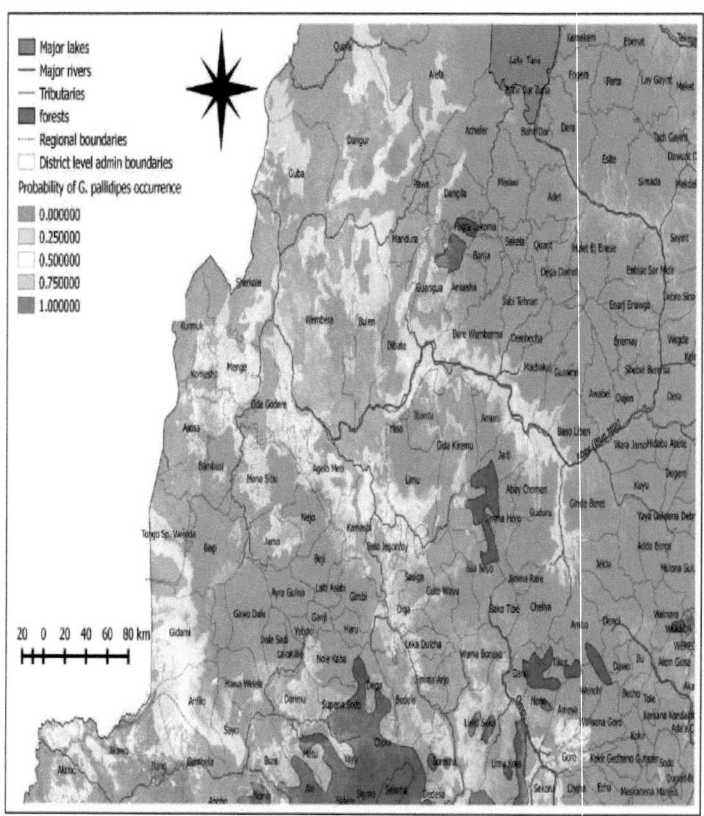

Figura 7: Mapa da adequação do habitat de *G. pallidipes* a nível distrital, no noroeste da Etiópia. As áreas a vermelho escuro indicam áreas altamente adequadas. As áreas vermelhas claras indicam áreas que são adequadas. As áreas de cor clara indicam áreas com baixa adequação. As zonas azuis indicam zonas inadequadas.

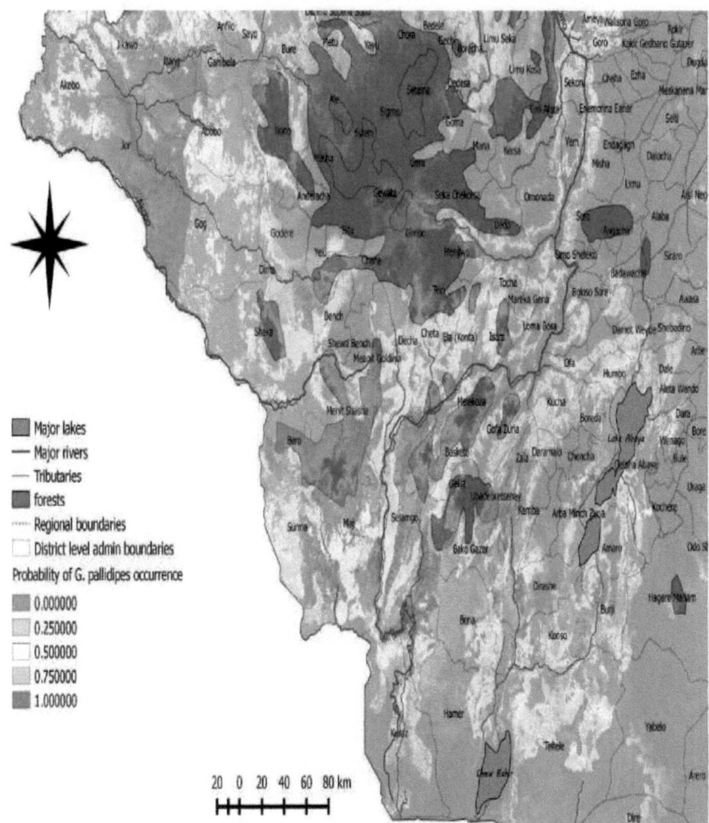

Figura 8: Mapa de adequação do habitat de *G. pallidipes* a nível distrital, no sudoeste da Etiópia. As zonas a vermelho escuro indicam zonas altamente adequadas. As zonas vermelhas claras indicam zonas que são adequadas. As áreas de cor clara indicam áreas com baixa adequação. As zonas azuis indicam zonas inadequadas.

A maior parte de Gambella e o centro de SNNPR são adequados para *G. f. fuscipes*. Existem também zonas isoladas adequadas para esta espécie em Benshangul Gumuz e na Oromia ocidental (Fig. 9-11).

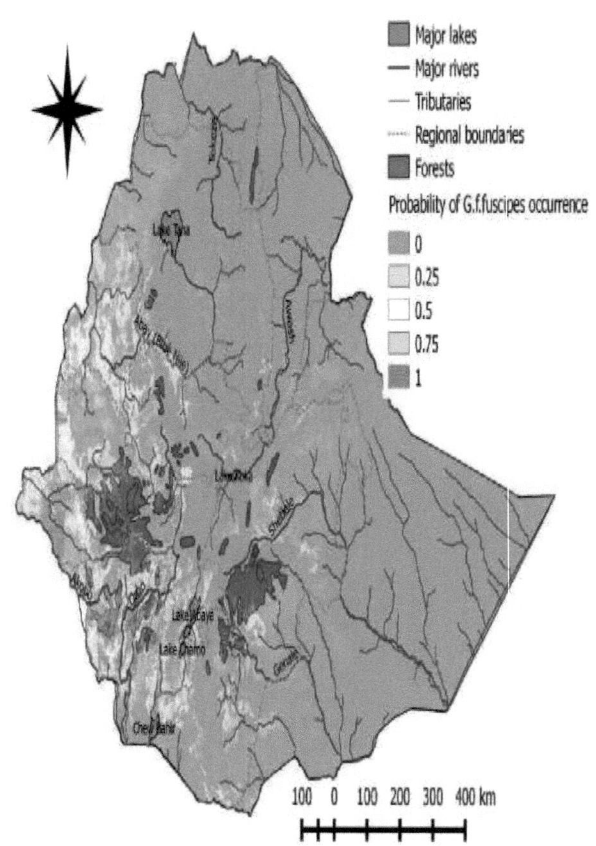

Figura 9: Mapa de adequação do habitat para *G. f. fuscipes*. As zonas a vermelho escuro indicam zonas muito adequadas. As zonas a vermelho claro indicam zonas que são adequadas. As áreas de cor clara indicam áreas com baixa adequação. As áreas azuis indicam áreas inadequadas.

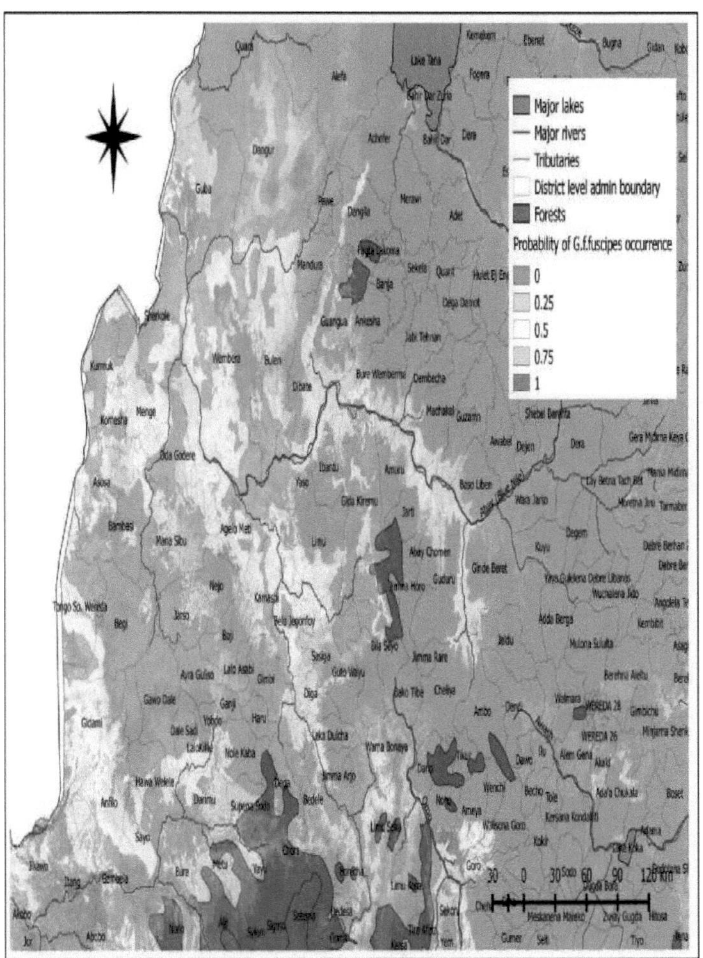

Figura 10: Mapa da adequação do habitat de *G. f. fuscipes* a nível distrital, no noroeste da Etiópia. As áreas a vermelho escuro indicam áreas altamente adequadas. As áreas vermelhas claras indicam áreas que são adequadas. As áreas de cor clara indicam áreas com baixa adequação. As zonas azuis indicam zonas inadequadas.

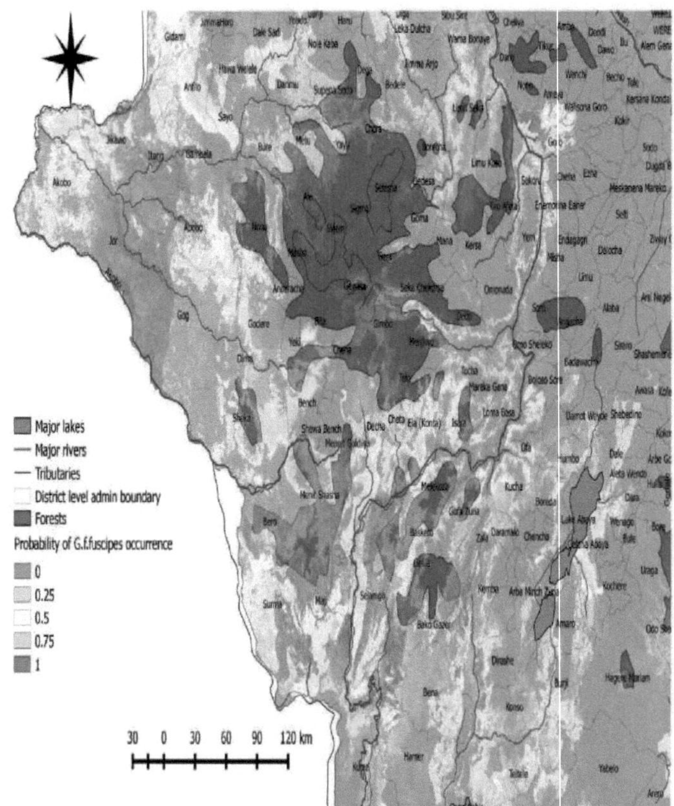

Figura 11: Mapa da adequação do habitat de *G. f. fuscipes* a nível distrital, no sudoeste da Etiópia. As áreas a vermelho escuro indicam áreas altamente adequadas. As áreas vermelhas claras indicam áreas que são adequadas. As áreas de cor clara indicam áreas com baixa adequação. As zonas azuis indicam zonas inadequadas.

As zonas mais adequadas para *G. tachinoides* encontram-se nas regiões de Oromia Ocidental, Gambella e Benshangul Gumuz. *A G. tachinoides* também tem algumas áreas adequadas fragmentadas na SNNPR (Figs. 12 e 13).

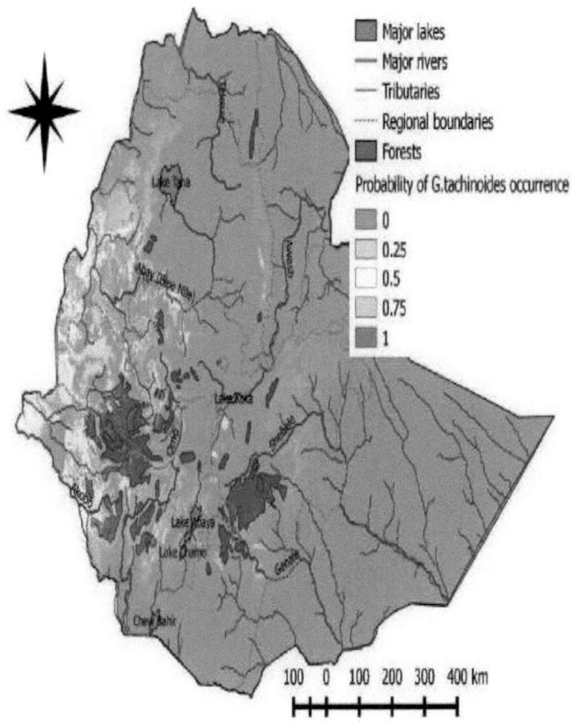

Figura 12: Mapa da adequação do habitat de *G. tachinoides*. As áreas a vermelho escuro indicam áreas muito adequadas. As áreas vermelhas claras indicam áreas que são adequadas. As áreas de cor clara indicam áreas com baixa adequação. As zonas azuis indicam zonas inadequadas.

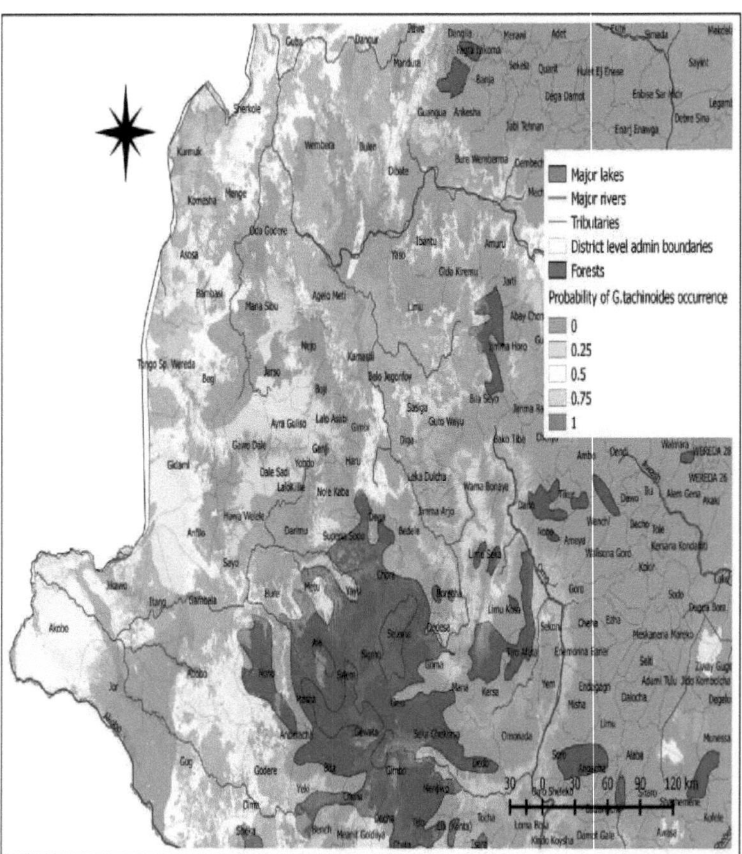

Figura 13: Mapa da adequação do habitat para *G. tachinoides* a nível distrital, na Etiópia ocidental. As áreas a vermelho escuro indicam áreas altamente adequadas. As áreas vermelhas claras indicam áreas que são adequadas. As áreas de cor clara indicam áreas com baixa adequação. As zonas azuis indicam zonas inadequadas.

. Ligação entre a distribuição da tsé-tsé e os dados ambientais

A relação entre os conjuntos de dados ambientais utilizados e a distribuição da mosca tsé-tsé foi determinada utilizando operações de sobreposição e estatísticas descritivas. As contribuições relativas das variáveis ambientais para o modelo foram também determinadas utilizando Maxent (Quadro 2). O NDVI médio anual e o grupo de solos são as variáveis ambientais limitantes dominantes para as quatro espécies de tsé-tsé. O NDVI médio anual, o grupo de solos e a precipitação média anual são as principais variáveis ambientais limitantes para a distribuição de *G. m. submorsitans*. As áreas adequadas para *G. m. submorsitans* têm um valor anual de NDVI de

As áreas também recebem mais de 1020 mm de precipitação média anual. A sobreposição do mapa de solos com os locais positivos para *G. m.* submorsitans mostrou que 45 % das áreas com ocorrências de G. m. submorsitans se enquadravam no grupo de solos Nitisol, 24 % no grupo de solos Leptosol, 13 % no grupo de solos Vertisol e os restantes 18 % noutros grupos de solos. A G. m. submorsitans está associada a dLST e nLST moderados. Mais de 75 % das parcelas adequadas estão na categoria 16-20°C nLST e 26-31°C dLST.

O NDVI médio anual e o grupo de solos são as principais variáveis ambientais limitantes para a distribuição de *G. pallidipes*. As áreas adequadas para G. pallidipes têm um valor de NDVI anual entre 0,54 e 0,63. As áreas também recebem mais de 879 mm de precipitação média anual. A G. pallidipes está principalmente associada aos grupos de solos Leptosol e Nitisol, sendo o Leptosol responsável por 28 % e o Nitisol por 24 %, e o Fluvisol e o Vertisol pelo restante. Mais de 75 % das zonas adequadas para G. pallidipes situam-se nas categorias 18-21 °C nLST e 28-31,5 °C dLST. Para a distribuição de *G. tachinoides*, a precipitação média anual, o NDVI médio anual, o DEM e o grupo de solos são as variáveis ambientais limitantes mais importantes. As áreas adequadas para *G. tachinoides* recebem uma precipitação média anual superior a 1126 mm. *O* NDVI médio anual dos sítios adequados para a *G. tachinoides* varia entre 0,53 e 0,61. *A G. tachinoides* está principalmente associada a grupos de solos Nitisol, que representam mais de metade dos sítios. Os Leptossolos e os Vetissolos também estão associados à ocorrência de *G. tachinoides*. As áreas adequadas para *G. tachinoides* têm um dLST de 26 - 30 °C e um nLST de 15,5 - 20 °C.

As variáveis ambientais limitantes para a distribuição de *G. f. fuscipes* são o valor médio anual de NDVI e o grupo de solos. O valor médio anual de NDVI das áreas adequadas para *G. f. fuscipes* situa-se entre 0,55 e 0,63. *G. f. fuscipes* está principalmente associada ao grupo de solos Leptossolo. As áreas adequadas para G. f. fuscipes recebem um valor médio anual de precipitação superior a 903 mm. Os valores dLST e nLST para as áreas adequadas para *G. f. fuscipes* situam-se entre 28 - 31 °C e 18 - 21 °C, respetivamente. A classe de ocupação do solo 130 é a classe predominante na zona adequada para as quatro espécies de tsé-tsé, seguida da classe de ocupação do solo 60 e da classe de ocupação do solo 20.

Quadro 2: Contribuição percentual das variáveis preditoras estimadas com Maxent

Variables	Percent contribution			
	G. m. submorsitans	*G. pallidipes*	*G. tachinoides*	*G. f. fuscipes*
Mean annual NDVI	50.8	54.3	21.6	57.8
SOIL group	22.2	29.1	13.9	24.6
Mean Annual Precipitation	17.6	3.5	45	3.6
DEM	7	7.9	15.6	11.6
nLST	1.9	4.4	0.5	2
Land cover	0.4	0.6	1.2	0.3
dLST	0.2	0.2	2.2	0.1

Capítulo 5 **Discussão**

Este estudo procurou determinar a gama de adequação do habitat das principais espécies de mosca tsé-tsé que ocorrem na Etiópia. Como se pode ver na Fig. 2-12, o habitat adequado para a mosca tsé-tsé está muito disseminado e cobre a maior parte da parte ocidental e sudoeste do país. [2]Mais de 140 000 km de terras agrícolas férteis, ou cerca de 12% da massa terrestre do país, constituem um habitat adequado para a mosca tsé-tsé. Há muito que esta zona é reconhecida como a mais importante cintura de tsé-tsé e tripanossomíase da Etiópia (Balis e Bergeon, 1968; Balis e Bergeon, 1970). A zona é uma das regiões mais húmidas e mais produtivas do ponto de vista agrícola do país. [2]As estimativas efectuadas há décadas indicavam que 180.000 - 220.000 km de terra no oeste e sudoeste do país são adequados para a tsé-tsé. A área adequada estimada no estudo atual é inferior à estimativa feita há décadas. No entanto, é de notar que a comparação entre as estimativas anteriores e as actuais deve ser feita com muito cuidado, uma vez que foram utilizadas metodologias diferentes. Assim, a diferença observada nas estimativas pode ou não refletir a diminuição do risco de tripanossomíase na Etiópia.

Quatro espécies de tsé-tsé são encontradas na Etiópia: *G. m. submorsitans*, *G. pallidipes*, *G. tachinoides* e *G. f. fuscipes* (Abebe e Wolde, 2010; Denu et al, 2012; Desta et al, 2013; Leta e Frehiwot, 2010; Mekuria e Gadissa, 2011; Tadesse e Tsegaye, 2010; Tafese et al, 2012). Há relatos da presença de *G. longipennis*, mas esta espécie não é uma das espécies mais importantes de mosca tsé-tsé na Etiópia. A mosca tsé-tsé requer um habitat que é fortemente influenciado por factores ecológicos e climáticos. Neste estudo, observou-se uma forte correlação entre a distribuição da mosca tsé-tsé e diversas variáveis ambientais preditivas, nomeadamente o NDVI médio anual, o grupo de solos e a precipitação média anual (Quadro 2).

O valor NDVI, a medida da proporção de vegetação verde, revela-se a variável preditiva mais importante para todas as espécies de tsé-tsé. As áreas particularmente adequadas têm um NDVI

maior que 0,50 e menor que 0,65, com os valores mais baixos indicando vegetação esparsa e os valores mais altos maiores que 0,6 indicando vegetação verde densa. Este facto realça a importância da cobertura vegetal para a dispersão da tsé-tsé. O coberto vegetal deve proporcionar sombra suficiente, amortecer a temperatura e melhorar a humidade relativa. A temperatura do ar em florestas densas e sempre-verdes pode ser 4 °C mais baixa em comparação com as áreas abertas circundantes, e a humidade relativa pode ser 15 % mais elevada (Dicko *et al.*, 2014). De acordo com Rogers *et al.* (1996), o NDVI é uma das variáveis de previsão mais importantes para a distribuição da mosca tsé-tsé. Rogers e Robinson (2004) também referiram que o NDVI é uma das cinco variáveis de previsão mais importantes selecionadas para descrever a distribuição da mosca tsé-tsé.

O solo é o segundo fator determinante mais importante da distribuição da mosca tsé-tsé, sendo os Nitisols e os Leptosols os grupos de solos mais importantes associados à distribuição da mosca tsé-tsé. Na Base de Dados Mundial de Referência da FAO sobre Recursos do Solo, o Nitisol é classificado como um solo profundo, vermelho, bem drenado, com um teor de argila superior a 30% e uma estrutura em blocos, enquanto o Leptosol é classificado como um solo muito superficial sobre rocha dura ou material altamente calcário. A influência direta do solo na dinâmica da população de tsé-tsé ainda não é bem compreendida. No entanto, existem várias correlações possíveis entre o tipo de solo e a distribuição das moscas tsé-tsé. As fêmeas da mosca tsé-tsé produzem uma larva adulta a cada 8-10 dias, que depois se transforma em pupa no solo (Leak, 1999). Por conseguinte, as propriedades físicas do solo podem ter influência no desenvolvimento das larvas em pupas. Além disso, o tipo de solo pode influenciar o tipo de vegetação e a estrutura da vegetação que o cobre. A floresta tropical húmida e a vegetação de savana, que são o habitat primário dos grupos Fusca e Morsitans, estão predominantemente associadas ao grupo de solos Nitisol.

A precipitação média anual, que está diretamente relacionada com a humidade e o teor de humidade do solo, demonstrou ser outro fator determinante da dispersão da tsé-tsé. Um relatório anterior de Hargrove (2004) descreve a relação entre a humidade do habitat e a fisiologia das pupas; é necessária uma humidade relativa elevada para uma boa sobrevivência das pupas. Idealmente, a precipitação deve ser moderada, uma vez que o excesso de chuva pode drenar o solo e causar a destruição das pupas enterradas pelas moscas tsé-tsé; por outro lado, o solo seco pode não favorecer o desenvolvimento das pupas devido à baixa pluviosidade (Tchouomene-Labou *et al.*, 2013). A temperatura e a humidade relativa também influenciam o balanço hídrico das moscas tsé-tsé (Kleynhans e Terblanche, 2011). De acordo com estes autores, a taxa de perda de água, que está diretamente relacionada com o tempo de sobrevivência da mosca tsé-tsé em cenários climáticos extremos, é significativamente influenciada por medições em diferentes combinações de temperatura e humidade relativa. A taxa de perda de água aumenta significativamente com uma temperatura mais elevada a 0% de humidade relativa e diminui significativamente com uma humidade relativa mais elevada. A zona adequada tem uma temperatura moderadamente elevada. A temperatura é um dos determinantes abióticos mais fortes da dispersão da mosca tsé-tsé (Hargrove, 2004; Rogers e Robinson, 2004). Como Hargrove (2004) afirma explicitamente, a taxa de reprodução da mosca tsé-tsé depende da taxa de produção de larvas e da taxa a que estas larvas se desenvolvem em pupas e depois em adultos, um processo que depende muito da temperatura. Espera-se, portanto, que a mortalidade em todas as fases de desenvolvimento aumente tanto em temperaturas extremas altas como baixas (Hargrove, 2004). Dicko *et al.* (2014) relataram que a dLST de 20 a 25 °C é o valor de temperatura mais adequado para *G. palpalis gambiensis*.

Por outro lado, verificou-se que o conjunto de dados sobre a cobertura do solo tem uma influência mais fraca na distribuição das moscas tsé-tsé. De acordo com Cecchi *et al.* (2008), o grupo Morsitans, o grupo de moscas tsé-tsé dominante na Etiópia, apresenta uma correlação estatística mais fraca entre a adequação do habitat e a tipologia da cobertura do solo. Presume-se que o grupo Morsitans tem requisitos ecológicos menos restritivos, o que leva a uma correlação mais fraca e menos clara entre a cobertura do solo e o habitat.

Capítulo 6 **Conclusão**

Este estudo descreveu a adequação do habitat das moscas tsé-tsé e as suas preferências ecológicas e climáticas. Fornece informações úteis e potencialmente valiosas para o controlo da tsé-tsé e da tripanossomíase a nível nacional e a nível administrativo inferior. [2]As moscas reduziram a produção agrícola em cerca de 140.000 km de terras férteis no oeste e sudoeste do país. Os benefícios económicos das medidas de controlo da tripanossomíase na Etiópia podem, portanto, ser enormes.

Referências

Abebe, R., Wolde, A., 2010. Um estudo transversal sobre a tripanossomíase e os seus vectores em burros e mulas no noroeste da Etiópia. Parasitol. Res. 106, 911-916.

Balis, J., Bergeon, P., 1968: um estudo sobre a distribuição da mosca tsé-tsé na Etiópia. Boletim. Órgão Mundial de Saúde 38, 809-813.

Balis, J., Bergeon, P., 1970: breve estudo sobre a distribuição de Glossina no Império Etíope. Rev. Elev. Med. Vet. Pays Trop. 23, 181-187.

Bruce, D., 1895 Preliminary report on the tsetse fly disease, or Nagana, in Zululand, Durban, Bennett & Davis.

Cecchi, G., Mattioli, R.C., 2009. Conjuntos de dados geoespaciais globais para a gestão da tripanossomíase africana: uma revisão. Em Geospatial datasets and analyses for an environmental approach to African trypanosomiasis. Editado por Cecchi G, Mattioli RC. Organização das Nações Unidas para a Alimentação e a Agricultura, Roma, pp. 1-39.

Cecchi, G., Mattioli, R.C., Slingenbergh, J., de la Rocque, S., 2008. Cobertura do solo e distribuição da mosca tsé-tsé na África Subsariana. Med. vet. entomol. 22, 364-373.

De Clercq, E.M., Estrada-Pena, A., Adehan, S., Madder, M., Vanwambeke, S.O., 2013. Atualização da modelação da distribuição de Rhipicephalus microplus na África Ocidental. Geospat. Health. 8, 301-308.

Denu, T., Asfaw, Y., Tolossa, Y., 2012. tripanossomíase bovina em três distritos do sudoeste de Oromia, Etiópia. Ethiop. Vet. J. 16, 23-39.

Desta, M., Menkir, S., Kebede, A., 2013. O estudo sobre as moscas tsé-tsé (espécies Glossina) e o seu papel na taxa de infeção por tripanossomas no vale de Birbir, Sistema do Rio Baro Akobo, Etiópia Ocidental. Jornal de Medicina Veterinária e Saúde Animal 5, 186-194.

Dicko, A.H., Lancelot, R., Seck, M.T., Guerrini, L., Sall, B., Lo, M., Vreysen, M.J., Lefrancois, T., Fonta, W.M., Peck, S.L., Bouyer, J., 2014. Utilização de modelos de distribuição de espécies para otimizar o controlo de vectores na campanha de erradicação da tsé-tsé no Senegal. Proc. Natl. Acad. Sci U. S. A. 111, 10149-10154.

Elith, J., Graham, C., Anderson, R., Dudý'k, M., Ferrier, S., Guisan, A., ijmans, R., Huettmann, F., eathwick, J., Lehmann, A., Li, J., Lohmann, L., Loiselle, B., Manion, G., Moritz, C., Nakamura, M., Nakazawa, Y., Overton, J., Peterson, A., Phillips, S., Richardson, K., Scachetti-Pereira, R., Schapire, R., Sobero'n, J.,

Williams, S., Wisz, M., Zimmermann, N., 2006. Novos métodos melhoram a previsão da distribuição de espécies a partir de dados de ocorrência. Ecografia 29, 129-151.

Estrada-Peña, A., Bouattour, A., Camicas, J.L., Guglielmone, A., Horak, I., Jongejan, F., Latif, A., Pegram, R., Walker, A.R., 2006. A distribuição conhecida e as preferências ecológicas do subgénero de carraças Boophilus (Acari: Ixodidae) em África e na América Latina. Experimental and Applied Acarology 38, 219-235.

FAO, 1996. Ecologia e comportamento da mosca tsé-tsé. Manual de formação para o pessoal de controlo da tsé-tsé. Roma, Itália.

FAO, 2014, Organização das Nações Unidas para a Alimentação e a Agricultura, base de dados FAOSTAT, disponível em http://faostat3.fao.org/faostat-gateway/go/to/download/O/OA/E.

FAO, IIASA, ISRIC, ISSCAS, JRC, 2012 Base de dados harmonizada do solo mundial (versão 1.2). FAO, Roma, Itália e IIASA, Laxenburg, Áustria.

Ford, J., 1971 The Role of Trypanosomiases in African Ecology (O papel das tripanossomíases na ecologia africana). Oxford, Reino Unido: Clarendon Press.

Ford, J., Katondo, K., 1997. Mapas da distribuição das moscas tsé-tsé (Glossina) em África, 1973, por subgénero à escala de 1:5 000 000. Bull AnimHealth Prod Afr 25, 187-193.

Hargrove, J., 2004. Dinâmica da população de tsé-tsé. In: Maudlin, I., Holmes, P., Miles, A. (Eds.), The trypanosomiases. Wallingford, Reino Unido: CABI Publishing.

Hijmans, R., Cameron, S., Parra, J., Jones, P., 2005. Superfícies climáticas interpoladas de muito alta resolução para áreas terrestres globais. International Journal of Climatology 25, 19651978.

AIEA, 1996. Governo da República Federal Democrática da Etiópia Projeto de documento de projeto que integra a técnica do inseto estéril para erradicar a tsé-tsé do vale do sul da Etiópia.

Jackson, R., Huete, A., 1991. interpretação dos índices de vegetação. Prev. Vet. Med. 11, 185200.

Kleynhans, E., Terblanche, J.S., 2011. Interações complexas entre a temperatura e a humidade relativa no balanço hídrico da tsé-tsé adulta (Glossinidae, Diptera): Implicações para as alterações climáticas. Front Physiol. 2:74. doi: 10.3389/fphys.2011.00074. eCollection;%2011., 74.

Kristjanson, P., Swallow, B., Rowlands, G., Kruska, R., de Leeuw, P., 1999. Measuring the costs of African livestock trypanosomiasis, the potential benefits of control and the returns to research. Agric Syst 59, 79-98.

Langride, W., 1976, A Tsetse and Trypanosomosis Survey of Ethiopia. Reino Unido, Department for Overseas Development, Londres.

Leak, S., 1999. Biology and ecology of tsetse: their role in the epidemiology and control of trypanosomiasis. Nova Iorque, NY: CABI Publishing.

Leta, S., De Clercq, E.M., Madder, M., 2013. Mapeamento preditivo de alta resolução para Rhipicephalus appendiculatus (Acari: Ixodidae) no Corno de África. Exp. Appl Acarol. 60, 531-542.

Leta, S., Frehiwot, M., 2010. prevalência de tripanossomíase em pequenos ruminantes e desafio da mosca tsé-tsé no vale superior de Didessa, Etiópia. Global Veterinaria 5, 215-219.

Leta, S., Mesele, F., 2014 Análise espacial da população de gado bovino e de shoat na Etiópia: tendência de crescimento, distribuição e acesso ao mercado. SpringerPlus 3, 310 doi:10.1186/2193- 1801-3-310.

MacKenzie, D., 2005, Was it there? Lidar com a deteção imperfeita em dados de presença/ausência de espécies. Aust. N. Z. J. Stat. 47, 65-74.

McSweeney, C., Neu, M., Lizcano, G., 2010. UNDP Climate Change Country Profiles: Ethiopia. Disponível: http://country-profiles.geog.ox.ac.uk/ [acedido em 13 de julho de 2014].

Mekuria, S., Gadissa, F., 2011: Estudo sobre a tripanossomíase bovina e o seu vetor nas zonas de Metekel e Awi, no noroeste da Etiópia. Ata Trop. 117, 146-151.

Moore, N., Messina, J., 2010. Um modelo logístico de paisagem e clima da distribuição da mosca tsé-tsé no Quénia. PLoS. One. 5, e11809.

NTTICC, 1996. relatório anual. Ministério da Agricultura, Centro Nacional de Investigação e Controlo da Tsé-tsé e da Tripanossomose, Bedelle, Illubabur, Etiópia.

Phillips, S., Anderson, R., Schapire, R., 2006. Modelação de máxima entropia da distribuição geográfica das espécies. Ecol Model 190, 231-259.

Phillips, S., Dudik, M., 2008. Modelação da distribuição de espécies com Maxent: novas extensões e uma avaliação exaustiva. Ecografia 31, 161-175.

Equipa de Desenvolvimento do Quantum GIS, 2013 Sistema de Informação Geográfica Quantum GIS. Projeto Open Source Geospatial Foundation http://qgis.org/en/site/.

Rinaldi, L., Musella, V., Biggeri, A., Cringoli, G., 2006. Novas perspectivas sobre a aplicação de sistemas de informação geográfica e deteção remota em parasitologia veterinária. Geospatial Health 1, 33-47.

Robinson, T.P., 1998. Sistemas de informação geográfica e seleção de áreas prioritárias para o controlo da tripanossomíase transmitida pela tsé-tsé em África. Parasitol. Today 14, 457-461.

Rogers, D.J., Hay, S.I., Packer, M.J., 1996. Previsão da distribuição da mosca tsé-tsé na África Ocidental utilizando dados temporais de satélites meteorológicos processados por Fourier. Ann. Trop Med Parasitol. 90, 225-241.

Rogers, D.J., Robinson, T.P., 2004. disseminação da tsé-tsé. In: Maudlin, I., Holmes, P., Miles, A. (Eds.), The trypanosomiases. Wallingford, Reino Unido: CABI Publishing.

Rogers, D.J., Williams, B.G., 1993. Vigilância da tripanossomíase no espaço e no tempo. Parasitology 106 Suppl, S77-S92.

Shaw, A.P., 2004. economia da tripanossomíase africana. In: Maudlin, I., Holmes, P., Miles, A. (Eds.), The trypanosomiases. Wallingford, Reino Unido: CABI Publishing.

Simarro, P.P., Cecchi, G., Franco, J.R., Paone, M., Diarra, A., Ruiz-Postigo, J.A., Fevre, E.M., Mattioli, R.C., Jannin, J.G., 2012. estimating and mapping the population at risk of sleeping sickness. PLoS Negl. Trop Dis 6, e1859.

Sumarga, E., 2011 Comparação da Regressão Logística, Geoestatística e Maxent para a Modelação da Distribuição de uma Endemia Florestal; Um Estudo Piloto sobre o Ácer de Lobel AT MT. Pizzalto, Itália. Faculdade de Ciências da Geoinformação e Observação da Terra, Universidade de Twente, Países Baixos.

Tadesse, A., Tsegaye, B., 2010. Tripanossomíase bovina e seus vectores em dois distritos da zona de Bench Maji, sudoeste da Etiópia. Trop. Anim Health Prod. 42, 1757-1762.

Tafese, W., Melaku, A., Fentahun, T., 2012. Prevalência da tripanossomíase bovina e dos seus vectores em dois distritos da Zona Wollega Oriental, Etiópia. Onderstepoort J. Vet. Res. 79, E1-E4.

Tchouomene-Labou, J., Nana-Djeunga, H., Simo, G., Njitchouang, G.R., Cuny, G., Asonganyi, T., Njiokou, F., 2013. Variações espaciais e temporais relevantes para o controlo da tsé-tsé em focos de bipindi no sul dos Camarões. Parasitas e Vectores 6.

OMS, 2013. controlo e vigilância da tripanossomíase africana em seres humanos 95. world Health Organ Tech. Rep. ser. 1-237.

Wint, W., Rogers, D., 2000. Distribuições previstas da mosca tsé-tsé em África. In

Food and Agriculture Organisation of the United Nations; Advisory Report for the Animal Health Service of the Animal Production and Health Division of the Food and Agriculture Organisation of the United Nations. Roma, Itália: FAO.

Índice

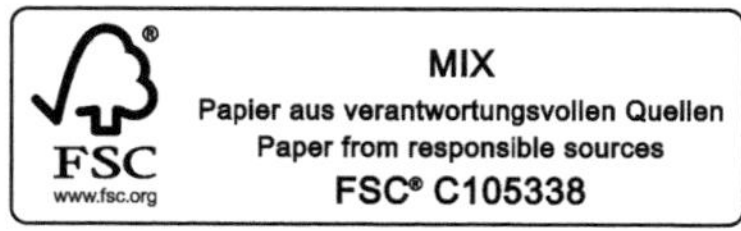

Printed by Books on Demand GmbH, Norderstedt / Germany